DEUX CAS D'ANTHRAX

GUÉRI PAR

LES INJECTIONS SOUS-CUTANÉES D'ACIDE PHÉNIQUE

DEUX CAS
D'ANTHRAX

GUÉRI PAR LES INJECTIONS SOUS-CUTANÉES

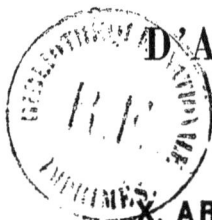

D'ACIDE PHÉNIQUE

PAR LES DOCTEURS

X. ARNOZAN
Agrégé
à la Faculté de Médecine de Bordeaux
Médecin des Hôpitaux.

L. LANDE
Agrégé
à la Faculté de Médecine de Bordeaux
Médecin des Hôpitaux.

ET

Gabriel MAURANGE
Interne des Hôpitaux.

———·❦·———

BORDEAUX

G. GOUNOUILHOU, IMPRIMEUR DE LA FACULTÉ DE MÉDECINE
II — RUE GUIRAUDE — II

—

1889

DEUX CAS D'ANTHRAX

GUÉRI PAR LES

INJECTIONS SOUS-CUTANÉES D'ACIDE PHÉNIQUE

————— ►‹›◄ —————

OBSERVATION I.

Anthrax de la lèvre supérieure — Phlébite des veines angulaires Complications graves — Guérison par les injections hypodermiques d'acide phénique.

M. X..., âgé de vingt-sept ans, avocat, est un jeune homme très bien portant; il n'a jamais été malade, il a un excellent appétit; il est doué d'une obésité précoce.

Le 13 novembre 1887, il ressent, dans l'après-midi, une légère douleur sur la moitié gauche de la lèvre supérieure, douleur qu'il compare à une petite brûlure et à laquelle il ne prend pas garde. Il part le lendemain pour un petit voyage de quelques heures et revient le surlendemain. Dans cet intervalle, la lèvre a gonflé et la douleur est devenue intense. Il arrive à Bordeaux très fatigué, avec un peu de fièvre, sans appétit.

Je le vois le *16* au matin. La moitié gauche de la lèvre supérieure est fortement tuméfiée et au centre du gonflement, qui est juste au-dessous de l'aile du nez, est un gros bouton dur, saillant et dont le sommet

entr'ouvert laisse déjà perler une gouttelette de pus;
c'est, à n'en pas douter, un furoncle de la lèvre supérieure. La douleur est très vive, spontanément ou au
contact; la fièvre est modérée.

Traitement : onctions fréquentes d'huile phéniquée;
sulfate de quinine, 30 centigrammes à prendre chaque
jour.

Le 18. — Depuis deux jours, la tuméfaction, la douleur et la fièvre augmentent. Toute la moitié gauche de
la lèvre est gonflée et dure, projetée en avant et en
dehors; cette induration donne au doigt une sensation
véritablement ligneuse et elle se retrouve non seulement
sur la face cutanée, mais aussi sur la face muqueuse.
La douleur est violente et insupportable. La fièvre est
plus intense qu'au début. (Nous ne pouvons malheureu-
sement pas donner de chiffres, le relevé des premières
températures ayant été égaré.)

L'urine ne contient pas de glycose, comme je le
redoutais, en présence de ce furoncle évoluant si fâcheu-
sement chez un sujet obèse; mais elle contient une
quantité très notable d'albumine.

Dans l'après-midi, mon confrère et ami le Dʳ Lande,
qui veut bien désormais suivre le malade avec moi, fait
une incision horizontale d'un centimètre et demi environ, au niveau du point entr'ouvert. La dureté des
tissus est telle que son bistouri s'enfonce avec peine
dans une masse aussi résistante que du bois. L'incision
donne issue à un peu de sang et à deux ou trois bourbillons. Il est inutile d'ajouter qu'elle a été absolument
douloureuse et n'est suivie d'aucun soulagement.

Traitement : application de vaseline boriquée, pulvérisations répétées d'heure en heure d'une solution sa-
turée d'acide borique sur l'incision.

Le 19. — La nuit a été des plus pénibles : douleur, agitation, insomnie, fièvre violente. Le matin, le malade est très abattu ; le gonflement a plus que doublé d'étendue et d'intensité ; il occupe toute la moitié gauche de la lèvre, dont la face muqueuse commence à se renverser en dehors et envahit d'un côté la moitié droite de la lèvre, de l'autre la joue gauche.

Traitement : potion à l'antipyrine (4 gr.); seconde potion avec 50 centigrammes d'acide phénique — à alterner. Le malade prend quelques cuillerées de l'une et de l'autre, les vomit et finalement les refuse. Il accepte seulement les pulvérisations boriquées ; chacune d'elles est suivie de l'écoulement d'un peu de pus par l'incision ; mais la suppuration est en réalité très peu abondante.

Le 20. — La lésion locale prend un développement irrésistible. La lèvre, grosse comme un boudin et fortement allongée dans le sens transversal, est renversée en haut et en avant et forme un bourrelet qui dépasse en avant le lobule du nez. Le gonflement a envahi et dépassé toute la face; il comprend deux zones bien distinctes : l'une, absolument indurée, occupe toute la lèvre supérieure (face cutanée et face muqueuse), les parties avoisinantes des joues et deux gros cordons saillants qui remontent de chaque côté du nez vers le grand angle de l'œil (phlébite des veines angulaires). Toutes ces parties sont, en outre, rouges et douloureuses. Le reste des joues, les ailes du nez, les paupières inférieures et même toute la face et une partie du cou sont envahis par de l'œdème. Il n'y a pas d'exophtalmie. La déglutition n'est pas gênée. Le plus léger contact est douloureux. Les pulvérisations boriquées ne réveillent pas de douleurs, mais agacent le malade.

Celui-ci est très agité ou très abattu; en proie à une

fièvre ardente, mais sans délire; il n'a pas soif et refuse
à peu près tout aliment (sauf un peu de chocolat au
lait) et toute boisson. Le coagulum albumineux, formé
dans l'urine par l'acide nitrique et par la chaleur, est
plus considérable.

Le soir, vers minuit, une douleur subite éclate dans le
côté gauche du thorax, tout près de la colonne verté-
brale, au niveau des dernières côtes. Elle est intense,
paroxystique, arrache des cris au patient, qui réclame
avec instance une injection de morphine. En présence
de l'albuminurie croissante, nous n'osons déférer à son
désir; mais, pour avoir l'air de le satisfaire, je lui fais
une injection hypodermique de 1 centigramme d'acide
phénique dans 50 centigrammes d'eau, au point douloureux. M. X..., persuadé que c'est de la morphine, se
trouve subitement calmé et s'endort.

Le 21. — La nuit a été assez calme; mais, vers le
matin, tous les phénomènes pénibles ont reparu : agitation, puis accablement, douleur dans la face, douleur
dans le côté gauche de la poitrine.

La tuméfaction a encore augmenté : la lèvre, grosse
comme un boudin, est renversée en dehors, sa face
muqueuse regarde en avant et même en haut; le malade
ne peut ouvrir la bouche. Lorsqu'on glisse le doigt
dans l'écartement des lèvres, on constate que toute la
paroi interne de la bouche, en haut et en avant, est
indurée, comme ligneuse, et cette consistance se retrouve à l'extérieur sur les joues dans une très grande
étendue. Les cordons phlébitiques, le long des ailes du
nez, sont plus saillants et plus rouges. Toute la face est
gonflée; les paupières inférieures, le cou sont œdématiés. Quant à l'incision, elle donne à peine quelques
gouttelettes de pus.

Les phénomènes généraux sont très alarmants : abattement, prostration, fièvre violente, faiblesse excessive. L'auscultation du poumon ne révèle rien d'anormal. Au cœur, il n'y a pas de bruit pathologique; mais les battements faibles, mal frappés, le prolongement de la systole, l'atténuation du choc de la pointe dénotent un mauvais état de la fibre cardiaque.

Dès le matin, nous faisons l'injection de 2 centigrammes d'acide phénique : l'un, au point douloureux du dos; l'autre, divisé en deux, sur deux points du pourtour de l'induration. Dans la journée, 4 centigrammes sont distribués en huit piqûres sur divers points de la face. Le malade est tellement prostré qu'il sent à peine les injections. Celles-ci sont pratiquées sur les limites mêmes de la zone indurée, là où un simple gonflement remplace assez brusquement cette consistance ligneuse qui caractérise la partie centrale de la lésion. La solution employée est à $\frac{1}{50}$; elle ne comprend que de l'eau distillée et de l'acide phénique, celui-ci étant assez pur et en assez faible proportion pour pouvoir être dissous sans addition d'alcool.

Le 22. — La nuit a été mauvaise. La douleur de côté est revenue avec violence, la fièvre est vive; il n'y a pas de dyspnée très accentuée. Mais on trouve de la matité à la base gauche en arrière et le malade a expectoré un crachat sanguinolent.

Mais on peut constater deux phénomènes favorables : d'abord la diminution du gonflement et de l'induration. Le cordon dur de la veine angulaire gauche, qui a été plus particulièrement visé par les injections et qui était hier plus gros que le droit, est aujourd'hui plus petit. En second lieu, l'albuminurie a également diminué; le coagulum formé par l'acide nitrique dans un volume donné d'urine est notablement moins abondant que la veille.

Dans la journée, injection de 9 centigrammes d'acide phénique, dont un au niveau du point de côté, les 8 autres autour de l'anthrax, en huit piqûres faites deux par deux à huit heures du matin, midi, quatre heures et sept heures. Le malade refusant de laisser continuer les pulvérisations boriquées directement dirigées sur lui, on se contente de pulvériser dans la chambre des solutions boriquées et phéniquées, sans les projeter vers le malade. Environ 150 grammes d'acide borique et 50 grammes d'acide phénique sont ainsi utilisés chaque jour.

Le 23. — La fièvre a un peu baissé; mais les forces sont très déprimées; le malade reste dans une prostration voisine du coma; il se lève encore cependant pour uriner. Il refuse toute nourriture et n'a pris, dans la journée d'hier, qu'une tasse de chocolat et un peu de café.

La tuméfaction a notablement diminué d'étendue et de consistance. Les paupières inférieures sont dégonflées; l'ectropion de la lèvre supérieure a presque disparu, les cordons phlébitiques ont fait place à un simple gonflement souple et élastique. La plaie reste stationnaire.

La consistance des parois internes des joues s'est également améliorée. En faisant ouvrir la bouche, ce qui est actuellement facile, et en soulevant la lèvre, on aperçoit cinq ou six petits points jaunâtres, orifices qui laissent écouler un peu de pus dans la cavité buccale.

La base du poumon gauche en arrière donne les signes suivants : matité, absence de vibrations, souffle aigre, égophonie. A la base droite en arrière, râles crépitants fins. Quelques crachats sanguinolents.

Traitement : 1 centigramme d'acide phénique en injection dans le dos et 10 autres en dix piqûres faites deux par deux (huit heures, midi, quatre, sept, onze heures) autour de l'anthrax; pulvérisations boriquées et phéniquées dans la chambre; sulfate de quinine, 1 gramme en dix pilules.

Le 24. — Nuit agitée, rêvasseries, pas de délire violent.

Le matin, l'état local continue à s'améliorer. A part la tuméfaction de la lèvre, l'ensemble de la face a repris son volume normal. La plaie reste stationnaire; les petits cratères buccaux donnent très peu de pus. Mais les lèvres et les joues ont une teinte légèrement cyanotique.

Les signes stéthoscopiques du côté gauche sont les mêmes que la veille; mais occupent une beaucoup plus grande étendue en arrière et se retrouvent encore en avant à la base. Du côté droit en arrière, on entend des râles sous-crépitants très fins dans les deux tiers de la hauteur du poumon. Les seules parties de l'appareil respiratoire qui paraissent fonctionner normalement sont le sommet en arrière et la partie antérieure du poumon droit. Quelques crachats sanguinolents. Point de côté à gauche très douloureux. Respiration courte et rapide.

Le pouls est petit, très faible; le cœur bat mollement; la systole est sans énergie; le premier bruit est traînant; il n'y a pas de souffle. L'albuminurie a encore diminué, elle est presque nulle.

L'état général semble ainsi s'aggraver à mesure que l'état local de la face s'améliore. Le malade refuse tout médicament et même tout aliment, sauf un peu de chocolat. Il est dans un état demi-comateux.

Traitement : 13 centigrammes d'acide phénique en

treize injections autour de la lèvre supérieure, faites en
cinq séances aux mêmes heures que la veille. On continue les pulvérisations phéniquées et boriquées dans la
chambre et même autour de la chambre, car il y a, dans
la même maison, une vieille femme atteinte, aux jambes,
d'ulcères dont les émanations peuvent être nuisibles.

Le 25. — Pendant la nuit, rêvasseries, agitation,
somnolence, tendance au coma.

Le matin, l'état général est déplorable; la prostration
extrême; les yeux fixes ou demi-clos; la respiration
irrégulière, rapide et peu profonde; le pouls à peine
perceptible; le cœur se contracte avec la plus grande
mollesse. Les phénomènes thoraciques sont identiques à
ceux de la veille. Il semble que la mort soit proche.

Quant à l'état local, tout gonflement a disparu; tous
les points, naguère si gonflés, ont repris leur volume et
leur souplesse; mais la face est cyanosée.

Traitement : on se borne à des pulvérisations boriquées dans la chambre. A l'intérieur, sulfate de quinine,
80 centigrammes en huit pilules. Le malade refuse tout
autre médicament.

Le 26. — État à peu près stationnaire.

Le 27. — Dépression et collapsus menaçants; face
livide; pouls filiforme. La mort paraît encore immi-
nente.

Traitement : sulfate de strychnine, $\frac{1}{4}$ de milligramme
en trois pilules à prendre de quatre heures en quatre
heures. Sulfate de quinine, 80 centigrammes.

A partir de ce moment, la maladie entre dans une
autre phase. Les lésions locales de la lèvre sont guéries
et ne reparaissent plus; un amaigrissement considérable
remplace le gonflement; mais les lèvres sont souples,
indolores. Il ne reste d'autre trace de ces graves lésions

qu'une cicatrice linéaire à la place de l'incision. Les poils de la moustache tombent et ne repoussent que plus tard.

Les phénomènes qui vont tenir la vie du malade en suspens pendant de longues semaines portent sur la plupart des grands appareils. 1º Les signes stéthoscopiques du côté droit s'améliorent assez vite; mais ils persistent à gauche et font porter le diagnostic d'épanchement pleurétique. A deux reprises, 8 décembre 1887 et 25 janvier 1888, on tente une ponction qui ne donne issue à aucun liquide. Peu à peu cependant, les phénomènes d'auscultation et de percussion redeviennent normaux. 2º Le cœur reste longtemps d'une faiblesse menaçante; souvent on redoute la syncope; cependant aucune lésion valvulaire ne se développe et progressivement la systole reprend sa vigueur normale. 3º Les fonctions cérébrales sont aussi troublées. Quand on parle au malade, il répond assez nettement aux questions; mais dès qu'il est livré à lui-même, surtout pendant la nuit, il délire presque sans cesse : tantôt ce sont des rêvasseries incohérentes, tantôt des projets plus ou moins logiquement combinés qu'il expose avec volubilité, tantôt des idées absolument déraisonnables, tantôt des actes de violence en rapport probable avec des hallucinations qui l'effraient. 4º Les fonctions digestives sont également altérées : anorexie absolue, vomissements, salivation, diarrhée. 5º Du côté des voies urinaires, l'albuminurie, qui avait disparu, reparaît par intervalles; elle a nettement le caractère hématogène et non le caractère néphrogène. La quantité d'urine, d'abord très diminuée, se relève peu à peu et atteint même un jour (17 janvier) quatre litres, pour redescendre ensuite au chiffre normal. 6" Enfin, l'altération

de la santé générale se manifeste par une fièvre qui,
d'abord continue, procède ensuite par accès inter-
mittents (37°5 le matin, 39°5 le soir, en moyenne),
jusque dans les premiers jours de février. Cette fièvre
ne cesse réellement qu'à cette époque. Depuis ce moment, par une chute graduelle, la température du
matin se maintient au-dessous de 37° et celle du soir
dépasse à peine ce chiffre. L'amaigrissement est considérable (24 kilos de perte en deux mois). La pâleur
est saisissante; le malade a la face marbrée de plaques
jaunes entrecoupées de traînées livides; les membres
inférieurs sont souvent œdématiés; les os saillants, par
la fonte des parties molles, s'appuient douloureusement
sur les divers points du lit.

Ce n'est que bien lentement que ces graves symptômes s'amendent un à un.

Le 9 mars. — Le malade fait sa première sortie; mais
il est encore très faible et il s'est ressenti de sa maladie
pendant de longs mois. Il est actuellement tout à fait
guéri et a repris son embonpoint.

On pourrait, dans cette observation, relever plus
d'un point intéressant. Les foyers pleuro-pneumoni-
ques formés par une sorte de métastase de l'anthrax,
probablement par des embolies parties des veines
angulaires, sont un nouvel exemple de ces pneumonies
infectieuses au cours du furoncle, si bien étudiées par
Chambard *(Progrès médical)*. Les désordres cérébraux,
la longue anémie de la convalescence sont aussi impor-
tants à noter. Mais nous ne voulons actuellement rete-
nir que deux points. Le premier, c'est la guérison de
l'albuminurie sous l'influence du traitement phéniqué.

Si jamais l'adage : *Naturam morborum curationes ostendunt* a trouvé son application, c'est bien dans le cas actuel; et je ne crois pas que l'on puisse donner une preuve meilleure de l'origine infectieuse de cette albuminurie que sa disparition pendant la période des injections phéniquées. Sachant que le malade était albuminurique, mais ignorant depuis combien de temps il l'était, nous hésitions à employer l'acide phénique à l'intérieur; car nous redoutions l'effet de cet agent sur le filtre rénal. Mais les accidents locaux nous forcent la main, leur développement est si rapide qu'il faut agir, et voici que les injections phéniquées, loin d'aggraver l'albuminurie, la font au contraire diminuer de jour en jour. Ce n'est pas que nous croyions à une action directe de nos injections sur le rein; mais en contribuant à tarir la source d'infection, en attaquant le foyer même de l'anthrax, elles ont eu certainement une part importante dans la guérison de cette complication.

Le second point et le plus important, c'est l'action des injections phéniquées sur l'anthrax même. Depuis plus de six jours, les lésions grandissent sans cesse, la lèvre, les joues, les paupières sont œdémateuses ou indurées, les veines angulaires sont thrombosées; les accidents généraux s'aggravent d'heure en heure, tout est prêt pour les complications les plus redoutables. A ce moment, nous commençons les injections en couronne autour de l'anthrax, en ayant soin de les faire à la limite de la zone indurée, en pleine zone œdémateuse. Alors nous voyons de jour en jour l'induration se restreindre, et de jour en jour nous sommes obligés de rétrécir le cercle de nos injections. Seulement, à mesure que nous les rétrécissons, nous les multiplions ; car l'amélioration locale et la diminution progressive de l'albumine nous encouragent. Enfin nous arrivons à la guérison complète de la lésion ; pas de gonflement, pas de suppuration, pas de gangrène, rien ne reste de cet énorme anthrax, sauf la petite plaie de l'incision. L'effet abortif a été parfait et le malade a été préservé de ces mutilations de la face qui sont la suite si fréquente des gros anthrax de cette région. Seulement, à ce moment l'infection générale est déjà complète : pleuro-pneumonies, troubles cérébraux, diarrhée, etc. Nous sommes intervenus trop tard ou trop timidement pour prévenir cette infection ; mais il ne paraît guère douteux que si nos injections eussent été plus précoces ou plus abondantes, la guérison eût été plus rapide et que la plupart, sinon la totalité des complications qui ont failli l'enlever eût été épargnée à notre malade.

Observation II.

Mme A..., âgée de soixante-cinq ans, est atteinte depuis quelques jours d'un anthrax volumineux occupant la région interscapulaire.

Cette dame, qui a toujours habité l'Algérie, n'a, en dehors de quelques accès de fièvre intermittente, aucun antécédent morbide digne d'être signalé. Seulement elle accuse une petite éruption furonculeuse limitée au membre supérieur droit, survenue il y a trente ans à l'occasion d'un premier voyage à Bordeaux.

Il y avait un mois environ qu'elle se trouvait de nouveau dans notre ville lorsqu'elle commença à souffrir d'un petit furoncle dans la région indiquée. Elle n'y porta pas tout d'abord grande attention; mais, les douleurs augmentant, elle se décida au bout de huit jours à nous montrer son mal.

Le 18 novembre matin. — Nous constatons entre les deux omoplates et vers la ligne médiane, la présence d'un anthrax du volume d'un œuf, laissant déjà apercevoir de nombreux bourbillons par ses cratères entr'ouverts. Autour du cratère principal, dont la dimension est celle d'une pièce de deux francs, on trouve disposés en couronne une douzaine de cratères plus petits. Néanmoins il n'y a pas de zone inflammatoire bien marquée.

La langue est un peu saburrale, le pouls est bon, nullement agité ou fébrile. Prescription : cataplasmes phéniqués. Un verre d'eau d'Hunyadi-Janos.

Le 20, matin. — On nous raconte que la nuit a été

fort mauvaise; la malade souffre beaucoup et se plaint surtout de la gêne que lui cause l'engourdissement de l'épaule droite.

L'état local n'a cependant pas beaucoup empiré depuis avant-hier. Seul l'état général paraît plus atteint. Toutefois le Dr Lande appelé ne constate rien d'alarmant. Prescription : cataplasmes phéniqués, régime tonique.

Dans la soirée, l'état général s'aggrave rapidement; Mme A..., qui s'était levée les jours précédents, n'a pu le faire aujourd'hui. Le pouls est rapide, la peau est chaude, le facies altéré. Ces symptômes s'affirment davantage encore dans la journée du lendemain.

Le 22, matin. — Il y a de l'empâtement diffus de toute la région voisine de l'anthrax dont le volume s'est accru. Les bords du cratère principal sont violacés, légèrement décollés et tout autour on trouve une zone chaude et douloureuse, qui fait craindre une extension rapide du mal.

L'état général est fort mauvais. L'anorexie est complète, le ventre douloureux et légèrement ballonné. La fièvre est maintenant continue, avec une exacerbation vespérale dont le maximum est à quatre heures. La malade est très abattue et reste toujours dans une demi-somnolence. Prescription : potion au quinquina; cinq pilules de sulfate de quinine de 10 centigrammes l'une.

Le 23. — Les symptômes s'aggravent encore et le Dr Lande n'hésite pas à regarder le cas comme désespéré.

Cependant les urines analysées ne décelant pas la présence du sucre ni de phosphates en excès, la question d'une intervention est posée. L'extrême faiblesse de Mme A..., son âge avancé et l'état semi-comateux dans lequel elle est plongée presque constamment, paraissent contre-indiquer toute opération sanglante. C'est dans ces conditions que l'on se décide à avoir recours aux injections sous-cutanées d'acide phénique.

Le 24, 8 heures du matin. — On injecte dans le tissu cellulaire de la zone périphérique enflammée *5 grammes* d'une solution *au dixième* ainsi formulée :

> Glycérine neutre à 30°........   ̃ā 15 grammes.
> Eau distillée................   ̃ā 15 grammes.
> Acide phénique cristallisé..... 3 grammes.

Ces injections sont faites en cinq points extrêmes circonscrivant la région enflammée. Elles représentent une dose totale de *50 centigrammes* d'acide phénique pur.

La malade ressentit immédiatement de violentes douleurs, qui ne se calmèrent que vers cinq heures de l'après-midi. Mme A... les compare aux brûlures faites par le fer rouge.

Le soir, la dépression est moins accentuée; mais les urines sont noires et les douleurs abdominales plus marquées. La fièvre est modérée, le pouls à 80 pulsations.

Les cataplasmes sont continués et soigneusement renouvelés; mais on ne fait pas de nouvelles injections. On prescrit de l'alcool et la potion au quinquina.

Le 25. — La malade a passé une meilleure nuit; elle a été très calme. Le ventre n'est plus douloureux; les urines sont redevenues normales. La fièvre est nulle.

L'état local est surtout singulièrement amélioré; la rougeur et l'empâtement, diffus hier, se sont aujourd'hui nettement circonscrits. La partie inférieure de la zone inflammatoire est principalement modifiée; la peau a repris à ce niveau sa coloration normale; elle est plissée et comme ridée. En haut et à gauche, la phlegmasie est encore très vive.

Malgré cette amélioration manifeste, Mme A... re-
pousse toute injection nouvelle, en raison de la douleur
qu'elle a éprouvée. Néanmoins sur la prescription for-
melle du Dr Lande, elle se décide et, le soir, on lui
injecte encore *30 centigrammes* d'acide phénique en trois
piqûres faites dans le point le plus enflammé.

Le 26. — Il n'y a pas eu de phénomènes d'intoxication. La douleur a été très vive, mais la malade a pu
dormir quelques heures. 20 centigrammes sont injectés
à dix heures du matin.

Dans la journée et bien que la malade se plaigne de
la douleur que lui causent les piqûres, elle prend volon-
tiers ce qu'on lui présente et se met facilement sur son
séant. La fièvre a pour ainsi dire complètement disparu ;
à peine s'il y a le soir un peu de chaleur.

Le 27. — On injecte 2 grammes d'une solution au
vingtième d'acide phénique, soit 10 centigrammes.
Presque points de phénomènes douloureux.

La nuit précédente a été très bonne : Mme A... mange
avec plaisir deux huîtres et un blanc de volaille. Les
forces reviennent rapidement et dès maintenant on peut
espérer une guérison prochaine.

La plaie a pris bon aspect; la teinte violacée des bords
a disparu, le gonflement périphérique est insignifiant.
Une suppuration abondante s'est établie, au milieu de
laquelle s'éliminent de nombreux lambeaux de tissu
cellulaire sphacélé. Pouls, 76; température normale.

L'amélioration s'accuse les jours suivants.

Le 29. — La malade commence à se lever. On a encore
fait hier et aujourd'hui deux injections d'acide phénique (10 centigrammes) que Mme A... a parfaitement
tolérées.

La malade s'alimente bien; la grande faiblesse a complètement disparu. Chaque jour, on panse la plaie avec des cataplasmes phéniqués fréquemment renouvelés et toutes les fois on constate que la plaie prend un meilleur aspect.

Le 6 décembre. — Mme A... reprend la vie commune : les derniers bourbillons s'éliminent et font place à des bourgeons charnus de bonne nature. La plaie s'est considérablement rétrécie et la cicatrisation marche rapidement.

Le 9. — On cesse les cataplasmes phéniqués et on les remplace par un pansement à la vaseline boriquée.

A partir du *15 décembre,* on y substitue le diachylum et trois semaines après la cicatrisation est pour ainsi dire complète.

Cette observation nous a paru intéressante à plus d'un titre.

Mme A... était en effet dans un état désespéré lorsque nous avons eu recours aux injections sous-cutanées d'acide phénique et il a été remarquable de voir la rapidité avec laquelle ont disparu les accidents que nous avions à combattre. Vingt-quatre heures après les premières piqûres, l'amélioration était notable, vingt-quatre heures plus tard, nous pouvions répondre du salut de notre malade. L'influence décisive de notre thérapeutique sur la marche des complications et consécutivement l'arrêt brusque des phénomènes septiques doivent donc être tout d'abord retenus.

La dose à laquelle nous avons employé l'acide phénique mérite également d'attirer l'attention. Tandis que la plupart des chirurgiens n'ont guère dépassé, sauf quelques rares exceptions, une moyenne de

20 centigrammes en vingt-quatre heures, nous avons dans le même espace de temps, atteint en une fois une dose de 50 centigrammes. Notre collègue et ami le Dr Faivre (1) signale bien dans sa thèse trois observations, l'une de Mosetig, l'autre de Raimbert (2), une troisième personnelle, dans lesquelles cette quantité a été dépassée; mais, dans ces trois cas, les injections avaient été faites en plusieurs fois et jamais comme dans notre observation elles n'avaient porté dans les tissus 50 centigrammes à la fois.

Et cependant, malgré cette dose élevée, les phénomènes d'intoxication phéniquée qui ont suivi ont été presque nuls; à peine un peu de coloration anormale des urines et c'est tout. Pas de tendance au collapsus, pas de pâleur de la face, ni de sueurs; bien mieux, à partir de ce moment, la malade réagit et elle sort de la torpeur dans laquelle elle était jusqu'alors plongée. Ce fait doit nous rendre moins timides dans les applications thérapeutiques de l'acide phénique et autorise, en cas d'urgence, une intervention énergique.

Il nous reste à parler de notre solution. La plupart des auteurs, Hueter (3), Bœckel (4), Raimbert (5), Méplain (6) ont employé des solutions dont le titre

---

(1) Faivre. *Contribution à l'étude des injections hypodermiques et parenchymateuses d'acide phénique.* Th. de Bordeaux, 1888.

(2) Raimbert. *Bull. de l'Acad. de Méd.*, mai, 1875.

(3) Huoter. Die parenchymatose Injectionnen und Infusionen Carbolsaure in entzundete Gewebe. *(Deutsch. Zeitschr. für Chir.*, t. IV, oct., 1874.)

(4) Bœckel, *Gaz. méd. de Strasb.*, n° 5.

(5) Raimbert. *Loc. cit.*

(6) Méplain. *Gaz. hebd.*, 1875.

varie de 1,5 à 4 %. MM. Denucé ([1]), Boursier ([2]) et
Arnozan ([3]) se sont servis d'une solution au vingtième.
Dans notre cas, nous avons fait faire une solution à
10 %; nous avons eu le soin d'adopter comme véhi-
cule un mélange par parties égales d'eau et de glycérine neutre à 30°, et avec cette précaution, malgré le
titre élevé de notre liquide à injections, nous n'avons
pas eu d'eschares à déplorer. Ce n'est que quelques
jours plus tard, lorsque nous eûmes dédoublé la solution, que nous avons eu deux petits points de mortifi-
cation du tissu cellulaire, dus sans doute à des injections
répétées au même endroit.

Néanmoins et malgré que nous n'ayons pas eu à
nous repentir d'avoir employé une solution aussi con-
centrée, nous pensons qu'il vaut mieux s'en tenir, au
titre de 5 % préconisé par MM. Arnozan et Boursier,
et cela à cause de la douleur excessive qu'amènent les
injections. Nous n'en signalons pas moins la tolérance
remarquable qu'a le tissu cellulaire pour la solution
d'acide phénique au dixième.

En résumé :

1° Les injections sous-cutanées d'acide phénique
constituent une méthode de traitement efficace de l'anthrax malin, accompagné de phénomènes généraux
graves.

2° Dans les cas urgents ces injections peuvent être
faites avec une solution d'acide phénique au dixième

([1]) Denucé. Cité dans la thèse de Faivre.

([2]) Boursier. Contribution à l'étude des injections sous-cutanées
d'acide phénique. (*Bull. de la Soc. de Méd. de Bordeaux*, 1881.)

([3]) Arnozan. Cité dans la thèse de Faivre.

(glycérine neutre et eau) et la dose à injecter peut être portée sans danger chez l'adulte jusqu'à 50 centigrammes. Dans tous les autres cas, il vaut mieux à cause de la douleur, employer la solution à 5 %/₀ (Boursier).

3° Sous l'influence des injections hypodermiques faites par cette méthode, les symptômes généraux s'amendent rapidement et le pronostic change dans les quarante-huit heures. L'état local est aussi heureusement influencé par les injections d'acide phénique.

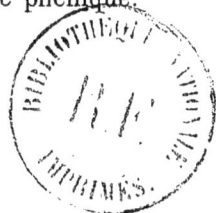

www.ingramcontent.com/pod-product-compliance
Lightning Source LLC
Chambersburg PA
CBHW060523200326
41520CB00017B/5116